BEI GRIN MACHT SICH IHR WISSEN BEZAHLT

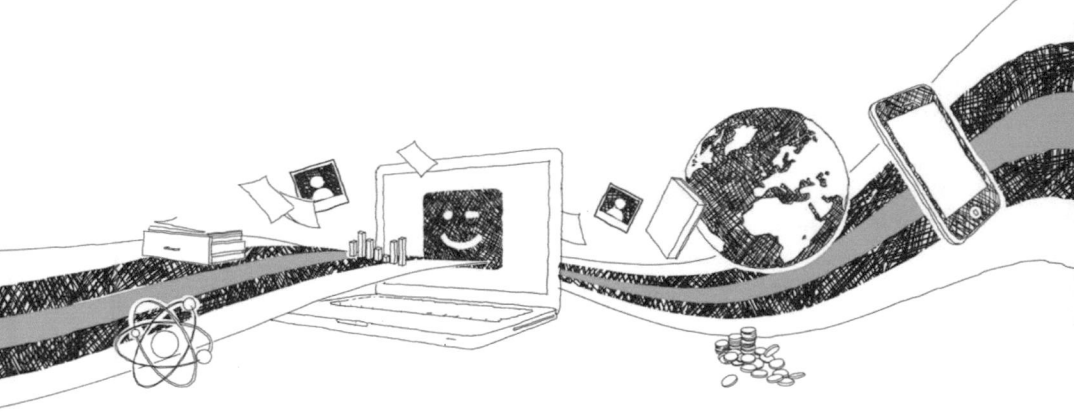

- Wir veröffentlichen Ihre Hausarbeit, Bachelor- und Masterarbeit

- Ihr eigenes eBook und Buch - weltweit in allen wichtigen Shops

- Verdienen Sie an jedem Verkauf

Jetzt bei www.GRIN.com hochladen und kostenlos publizieren

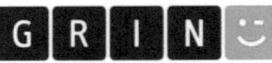

Bibliografische Information der Deutschen Nationalbibliothek:

Die Deutsche Bibliothek verzeichnet diese Publikation in der Deutschen Nationalbibliografie; detaillierte bibliografische Daten sind im Internet über http://dnb.d-nb.de/ abrufbar.

Dieses Werk sowie alle darin enthaltenen einzelnen Beiträge und Abbildungen sind urheberrechtlich geschützt. Jede Verwertung, die nicht ausdrücklich vom Urheberrechtsschutz zugelassen ist, bedarf der vorherigen Zustimmung des Verlages. Das gilt insbesondere für Vervielfältigungen, Bearbeitungen, Übersetzungen, Mikroverfilmungen, Auswertungen durch Datenbanken und für die Einspeicherung und Verarbeitung in elektronische Systeme. Alle Rechte, auch die des auszugsweisen Nachdrucks, der fotomechanischen Wiedergabe (einschließlich Mikrokopie) sowie der Auswertung durch Datenbanken oder ähnliche Einrichtungen, vorbehalten.

Impressum:

Copyright © 2017 GRIN Verlag
Druck und Bindung: Books on Demand GmbH, Norderstedt Germany
ISBN: 9783668619760

Dieses Buch bei GRIN:

https://www.grin.com/document/387148

Olivia Scheffer

Mathematische Modellierung der Epidemiologie. Epidemiologie eines Zombie-Virus

GRIN Verlag

GRIN - Your knowledge has value

Der GRIN Verlag publiziert seit 1998 wissenschaftliche Arbeiten von Studenten, Hochschullehrern und anderen Akademikern als eBook und gedrucktes Buch. Die Verlagswebsite www.grin.com ist die ideale Plattform zur Veröffentlichung von Hausarbeiten, Abschlussarbeiten, wissenschaftlichen Aufsätzen, Dissertationen und Fachbüchern.

Besuchen Sie uns im Internet:

http://www.grin.com/

http://www.facebook.com/grincom

http://www.twitter.com/grin_com

Celtis-Gymnasium　　　　　　　　　　　Qualifikationsstufe 2015/2017
Schweinfurt　　　　　　　　　　　Seminar: Mathematische Methoden
　　　　　　　　　　　　　　in Medizin, Psychologie und Soziologie

Seminararbeit

Einführung in die mathematische Modellierung der Epidemiologie

Verfasserin:　　Olivia Scheffer

Inhaltsverzeichnis

Symbolverzeichnis

1. **Einleitung** 4
   1.1 Infektionskrankheiten und ihre Modellierung 4
   1.2 Zombies und Epidemiologie 6
   1.3 Der Film „Zombieland" 7
2. **Das SI Modell** 8
   2.1 Annahmen des SI Modells 8
   2.2 Berechnung des SI Modells 9
   2.3 Beispielberechnung 12
3. **Das SIS Modell** 14
   3.1 Annahmen des SIS Modells 14
   3.2 Berechnung des SIS Modells 14
     3.2.1 Lösung des Gleichungssystems 14
     3.2.2 Schwellensatz der Epidemiologie 16
   3.3 Beispielberechnung 17
4. **Das epidemische SIR Modell** 19
   4.1 Annahmen des epidemischen SIR Modells 19
   4.2 Berechnung des epidemischen SIR Modells 19
     4.2.1 Lösung des Gleichungssystems 19
     4.2.2 Schwellenbedingungen 20
   4.3 Beispielberechnung 22
5. **Untersuchung des Infektionsausbruchs im Film „Zombieland"** 23

Abbildungsverzeichnis

Literaturverzeichnis

Symbolverzeichnis

N	Gesamtpopulation
S	Gesunde bzw. Infizierbare (susceptible)
I	Erkrankte bzw. Infizierende (infected)
R	Nicht mehr Infizierte (removed)
r	Infektionsrate (pro Zeiteinheit)
σ	Kontaktrate (pro Zeiteinheit)
c	Wahrscheinlichkeit der Infektionsübertragung
R_0	Basis-Reproduktionszahl
R_e	Ersatzrate
γ	Genesungsrate

1. Einleitung

Schon seit Beginn der Menschheitsgeschichte stellen Infektionskrankheiten eine große Gefahr für unsere Art dar.
Manche dieser durch Erreger (meist Bakterien, Viren, Pilze oder Parasiten) hervorgerufenen Erkrankungen sind mittlerweile ausgestorben, wie zum Beispiel die durch Pockenviren verursachten Pocken oder Blattern. Aber auch heute noch sterben nach Angaben der WHO jedes Jahr Millionen von Menschen weltweit an Infektionskrankheiten wie AIDS oder Ebola.

1.1 Infektionskrankheiten und ihre Modellierung

Erreger werden direkt oder indirekt übertragen.
Von direkter Übertragung spricht man, wenn die Ansteckung über einen direkten Kontakt mit der Infektionsquelle und ohne Zwischenschritte erfolgt. Hierbei unterscheidet man zwischen Kontaktinfektionen, oralen Infektionen, aerogenen Infektionen, Infektionen durch Hautverletzungen oder Übertragungen im Zuge einer Schwangerschaft.
Bei der indirekten Übertragung dagegen gelangt der Erreger über einen Zwischenträger, wie z.B. Körpersekrete, Lebensmittel, Vektoren oder Aerosole, zum Endwirt.
Nicht jede Infektion führt zwingend zu einem Krankheitsausbruch und nicht jede Erkrankung ist für den Menschen gefährlich.

Kommt es zur Ausbreitung einer Infektionskrankheit, so wird zwischen Epidemien, Endemien und Pandemien unterschieden:

> *Epidemie* = zeitlich und örtlich in besonders starkem Maß auftretende, ansteckende Massenerkrankung
> *Endemie* = örtlich begrenztes Auftreten einer Infektionskrankheit
> *Pandemie* = sich weit ausbreitende, ganze Landstriche, Länder erfassende Seuche
> (nach DUDEN, Das Fremdwörterbuch, 10. Auflage, 2010)

Die Wissenschaft, die sich mit der Verbreitung sowie den Ursachen und Folgen von Krankheiten, insbesondere von übertragbaren Infektionskrankheiten, in Populationen befasst, heißt *Epidemiologie*.

Die meisten dieser Krankheiten können mathematisch modelliert werden, um ihre Verläufe zu untersuchen bzw. vorherzusagen.

Zu Beginn der 30er Jahre veröffentlichten William Kermack und Anderson McKendrick drei Bände unter dem Titel „Beitrag zur mathematischen Theorie der Epidemien" und halfen dadurch, die mathematische Biologie zu begründen.

Ihre Theorie basierte auf den Entdeckungen des britischen Militärarztes Ronald Ross (1857-1932), der den Infektionsweg von Malaria untersuchte und für seine Ergebnisse 1902 den Nobelpreis in Medizin erhielt.

Kermack und McKendrick entwickelten verschiedene Modelle, um unterschiedliche Infektionswege von Krankheiten darzustellen. Dabei unterteilten sie die Population in verschiedene Klassen, um den Krankheitszustand eines jeden Individuums zu beschreiben. Für die in dieser Arbeit beschriebenen Modelle sind vier Klassen von Bedeutung:

-Susceptibles (S) = Individuen, die mit der Krankheit noch nicht in Berührung kamen und nicht immun sind (*Infizierbare*)

-Infectives (I) = Infizierte Individuen, die die Krankheit weitergeben (*Infizierte bzw Infizierende*)

-Removed/Recovered (R) = Individuen, die die Krankheit nicht mehr weitergeben; sie sind entweder gesundet und nun immun, oder aufgrund der Krankheit verstorben und somit nicht mehr ansteckend (*nicht mehr Infizierende*)

-Gesamtpopulation (N) = Summe aller anderen Klassen; sie wird als konstant angenommen, solange die betrachtete Zeitspanne kurz genug ist, um Geburten- und Sterberate vernachlässigen zu können

Jedes Individuum ist Teil der Gesamtpopulation N, gehört aber zu einem bestimmten Zeitpunkt nur einer Klasse S, I oder R an. Diese Klasse kann jedoch nach einem festgelegten Schema gewechselt werden.

1.2 Zombies und Epidemiologie

Jede Art von Krankheitsausbreitung lässt sich durch ein entsprechendes Modell beschreiben. Selbst eine fiktive „Zombieepidemie" könnte modelliert werden.

Heutzutage erfreut sich der Zombiemythos besonders bei der jüngeren Generation größter Beliebtheit. Immer mehr Filme werden über die Untoten produziert, und im Internet finden sich bereits etliche Anleitungen zum Überleben einer Zombieapokalypse.

Mit Wissenschaft scheint dies alles auf den ersten Blick nichts zu tun zu haben, doch geht man von einem Virus als Ursache für den Zustand der Betroffenen aus, wie es beispielsweise in der amerikanischen Filmkomödie „Zombieland" der Fall ist, so kann auch diese Ausbreitung durchaus berechnet werden.

Die Beschäftigung mit einem fiktiven Zombievirus bietet außerdem einige Vorteile gegenüber der Untersuchung eines alltäglichen Grippevirus.

Zum einen ist eine genaue Datenerhebung bei realen Infektionskrankheiten, besonders für Laien, kaum möglich. Für eine fiktive Krankheit können dagegen selbstgewählte, wenn auch realistische, Werte verwendet werden.

Zum anderen weckt die Diskussion über Zombies bei vielen weitaus größere Begeisterung, als beispielsweise die Untersuchung von HI-Viren.

Beides kommt dem Ziel dieser Arbeit, nämlich dem anschaulichen Erklären verschiedener Epidemiemodelle, maßgeblich zu Gute. Der Inhalt kann leichter vermittelt werden und stößt bei den Lesern auf mehr Interesse.

1.3 Der Film „Zombieland"

Die 2009 veröffentlichte Horrorkomödie „Zombieland" von Ruben Fleischer nach dem Drehbuch von Rhett Reese und Paul Wernick erzählt die Geschichte von vier Überlebenden einer Zombieapokalypse. Diese begann, so erklärt der Protagonist Columbus, als ein Mann in einem amerikanischen Schnellrestaurant einen Burger aß, der aus Fleisch bestand, das mit einer sehr weit entwickelten Form von Rinderwahnsinn kontaminiert war.

Nach dem Online-Lexikon „www.wissen.de" ist die Bovine Spongiforme Enzephalopathie (BSE bzw. Rinderwahnsinn) eine 1985 erstmalig beschriebene Infektionskrankheit von Rindern, die durch fortschreitende Zerstörung des Gehirns gekennzeichnet wird und in der Regel zum Tod führt. Übertragen wird diese Krankheit durch Prionen (infektiöse Proteine) und es wird davon ausgegangen, dass diese durch den Verzehr von infiziertem Fleisch auch auf den Menschen übergehen können.

Der Mann im Film, Columbus bezeichnet ihn als „Patient 0", wurde durch den Burger infiziert und die Krankheit mutierte zum „Zombie-Wahnsinn". Dieser äußert sich durch die Anschwellung des Gehirns, heftiges Fieber, den Verlust der Sprachfähigkeit und den Drang zum Kannibalismus. Wird ein Mensch von einem Infizierten gebissen und überlebt dieses Zusammentreffen, so wird die Krankheit übertragen. Innerhalb von nur zwei Monaten befiel sie dadurch, bis auf wenige Ausnahmen, die gesamte Bevölkerung der USA.

Im Folgenden werden verschiedene mathematischen Modelle zur Modellierung eines Epidemieverlaufs erklärt und im Anschluss verwendet, um den Ausbruch des Zombievirus, der im Film „Zombieland" beschrieben wird, zu untersuchen.
Da die im Folgenden behandelten Modelle zu den einfachsten ihrer Art gehören und nach einer konstanten Gesamtpopulation verlangen, wird für die in dieser Arbeit angestellten Berechnungen angenommen, dass jeder Mensch eine Begegnung mit einem Infizierten überlebt. Aufgrund der unvorbereiteten Bevölkerung kommt es jedoch bei 95% der Interaktionen zwischen einem Infizierten und einem Infizierbaren zu einem Biss, der in jedem Fall zu einer Infektion führt. Folglich liegt die Ansteckungswahrscheinlichkeit des „Zombie-Wahnsinns" bei

$$c = 0.95.$$

2. Das SI Modell

2.1 Annahmen des SI Modells

Das SI Modell stellt das einfachste unter den epidemischen Modellen dar. Die betrachtete Population wird dabei lediglich in Infizierbare (S) und Infizierte (I) aufgeteilt. Jedes Individuum befindet sich in genau einer dieser beiden Klassen und ein Übergang ist nur von der Klasse S zur Klasse I möglich:

$$S \rightarrow I$$

Es wird also angenommen, dass die Krankheit zwar ansteckend und dauerhaft, aber nicht tödlich ist. Außerdem, dass Infizierte für die gesamte Zeit $t \geq 0$ in Kontakt mit Infizierbaren bleiben, also keine Quarantäne angeordnet wird.

Um ein Gleichungssystem von Differentialgleichungen zu entwickeln, die einen Krankheitsverlauf nach diesem Schema beschreiben, ist die Festlegung weiterer Annahmen nötig:

I. Die Gesamtzahl (N) der Population bleibt stets konstant.

II. Die Infektion erfolgt durch eine Interaktion zwischen einem Individuum der S-Klasse und einem der I-Klasse. Eine Interaktion wird als zufällige Auswahl zweier Individuen dargestellt. c beschreibt den Anteil der SI-Interaktionen, die tatsächlich zur Weitergabe der betrachteten Krankheit führen.

III. Die Interaktionsrate (σ) innerhalb einer Population bleibt stets konstant.

Mittels dieser Annahmen kann nun ein System von Differentialgleichungen aufgestellt werden.

2.2 Berechnung des SI Modells

Sei $S(t)$ die Anzahl der Infizierbaren zur Zeit t und $I(t)$ die Anzahl der Infizierten, so ergibt sich nach I.:

$$S(t) + I(t) = N$$

Damit es zu einer Infektion kommt, muss ein Individuum A der Klasse S auf ein Individuum B der Klasse I treffen.

Die Wahrscheinlichkeit, dass Individuum A infizierbar ist, wird berechnet durch $\frac{S}{N}$.

Die Wahrscheinlichkeit, dass Individuum B infizierend ist, liegt bei $\frac{I}{N-1}$.

Es wird allerdings angenommen, dass die betrachtete Population groß genug ist, um die Abweichung von $\frac{I}{N-1}$ zu $\frac{I}{N}$ vernachlässigen zu können, weshalb im Folgenden $\frac{I}{N}$ als die Wahrscheinlichkeit für ein infizierendes Individuum verwendet wird.

Die Auswahl der beiden Individuen geschieht unabhängig voneinander.
Folglich wird die Wahrscheinlichkeit, dass ein zufällig gewähltes Paar aus Individuen der zwei verschiedenen Klassen besteht, beschrieben durch

$$2\left(\frac{S}{N}\right)\left(\frac{I}{N}\right) = \frac{2}{N^2}SI.$$

Diese Gleichung gibt die durchschnittliche Anzahl der SI-Interaktionen pro Interaktion an. Die durchschnittliche Anzahl von SI-Interaktionen pro Zeiteinheit beträgt nach III.:

$$\frac{2\sigma}{N^2}SI$$

Mit II. beträgt die mittlere Zahl der Infektionen pro Zeiteinheit also

$$\frac{2c\sigma}{N^2}SI.$$

Hierdurch wird die Rate bestimmt, mit der $I(t)$ steigt:

Sei
$$r := \frac{2c\sigma}{N^2},$$

dann gilt für $I(t)$

$$\frac{dI}{dt} = rSI \ . \qquad (2.21)$$

Da in diesem Modell nur von zwei Klassen ausgegangen wird, zwischen denen der Klassenwechsel nach dem Schema $S \rightarrow I$ erfolgt, führt eine Zunahme von Individuen in I automatisch zu einer Verminderung der Individuen in Klasse S:

$$\frac{dS}{dt} = -rSI \qquad (2.22)$$

Die Gleichungen 2.21 und 2.22 bilden ein nichtlineares System von gewöhnlichen Differentialgleichungen, mit dem ein dynamischer Prozess modelliert werden kann.
Dieses spezielle Gleichungssystem kann analytisch gelöst werden:

Da die Gesamtzahl der Population konstant ist, erhält man für

$$S(t) + I(t) = N,$$
$$S(t) = N - I(t). \qquad (2.23)$$

2.23 in 2.21 ergibt die logistische Wachstumsfunktion

$$\frac{dI}{dt} = rI(N - I) \ .$$

Es handelt sich um eine differenzierbare, nichtlineare gewöhnliche Differentialgleichung, folglich kann sie durch Trennung der Variablen gelöst werden:

Auflösen nach r
$$\frac{1}{I(N-I)} \cdot \frac{dI}{dt} = r$$

Integrieren
$$\int \frac{1}{I(N-I)} \cdot dI = \int r \, dt$$

$$\int \frac{1}{I(N-I)} dI = \int r \, dt$$

$\frac{1}{N}$ ausklammern
$$\frac{1}{N} \int \left(\frac{1}{I} + \frac{1}{N-I}\right) dI = rt$$

Integrale auflösen
$$\frac{1}{N}(\ln(I) - \ln(N-I) + \ln c) = rt$$

$$\ln\left(\frac{I}{N-I} \cdot c\right) = rNt$$

$$e^{rNt} = \left(\frac{I}{N-I} \cdot c\right)$$

$$e^{rNt} \cdot (N-I) = Ic$$

$$Ne^{rNt} = I(c + e^{rNt})$$

Allgemeine Lösung
$$I = \frac{Ne^{rNt}}{c + e^{rNt}}$$

Anfangswert berücksichtigen
$$I(0) = \frac{N}{c+1}$$

$$c = \frac{N}{I(0)} - 1$$

Spezielle Lösung berechnen

$$I = \frac{Ne^{rNt}}{\left(\frac{N}{I_0} - 1\right) + e^{rNt}}$$

$$I = \frac{Ne^{rNt}}{\frac{(N - I_0) + I_0 e^{rNt}}{I_0}}$$

$$I = \frac{NI_0 e^{rNt}}{(N - I_0) + I_0 e^{rNt}}$$

$$I = \frac{NI_0}{(N - I_0)e^{-rNt} + I_0}$$

Für $t \to \infty$ nähert sich I asymptotisch an N an, folglich wird schlussendlich jedes Individuum in die Klasse I überwechseln. Im mathematischen Sinne würde dies das Ende der Epidemie bezeichnen.

2.3 Beispielberechnung

Um die einzelnen Modelle besser miteinander vergleichen zu können, werden in allen Beispielen die gleichen Werte verwendet.

Ausgegangen wird von einer mittelgroßen Stadt mit 25.000 Einwohnern, in der genau ein Individuum mit „Zombie-Wahnsinn" infiziert wurde:

$$N = 25\,000 \qquad S_0 = 1 \qquad I_0 = 24\,999$$

Jeder Einwohner interagiert durchschnittlich 300 Mal mit einem anderen Menschen pro Tag. Geschieht diese Interaktion zwischen einem Angehörigen der Klasse S und einem Angehörigen der Klasse I, so kommt es in 95% der Fälle zu einer Krankheitsübertragung:

$$c = 0.95 \qquad \sigma = 300$$

Demnach steigt $I(t)$ mit der Rate

$$r = \frac{2c\sigma}{N^2} = 9.12 \cdot 10^{-7}.$$

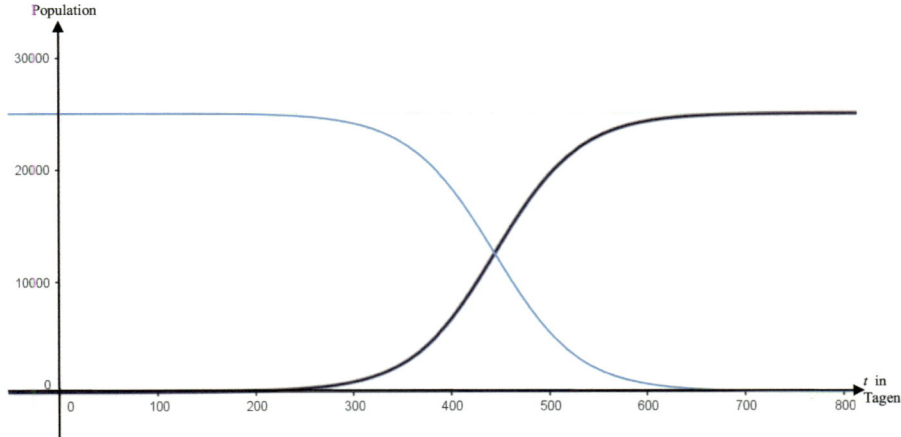

Abb 1: SI Modell mit $N = 25000$, $I_0 = 1$, $rN = 0.023$

- $I(t) = \dfrac{25000}{1+2499e^{-0.023x}}$

- $S(t) = 25000 - I(t)$

3. Das SIS Modell

3.1 Annahmen des SIS Modells

Das SIS Modell stellt ein Erweiterung des SI Modells dar. In dieser wird die Möglichkeit zu einem Wechsel von Klasse I zurück zur Klasse S, also die Genesung eines infizierten Individuums, berücksichtigt:

$$S \rightarrow I \rightarrow S$$

Die modellierte Krankheit ist also nicht dauerhaft, jedoch kommt es bei einer Genesung auch zu keiner Immunisierung, was eine erneute Erkrankung eines gesundeten Individuums nach sich ziehen kann.
Es gelten dieselben Annahmen wie unter 2.1 beschrieben, jedoch erweitert um

    IV.   Angehörige der Klasse I genesen mit einer konstanten Pro-Kopf-Rate γ, folglich beschreibt $\frac{1}{\gamma}$ die Dauer der Infektionsperiode.

Ob die betrachtete Krankheit in der Population verbleiben kann oder nicht, hängt von dem Verhältnis der beiden Übergangskoeffizienten r und γ ab, das sich im stationären Fall einstellen würde.

3.2 Berechnung des SIS Modells

3.2.1 Lösung des Gleichungssystems

Die Genesung ist ausschließlich von der Genesungsrate γ und der Größe der Klasse I abhängig. Sie geht negativ in die Bilanz der Infizierten und dementsprechend positiv in die Bilanz der Infizierbaren ein:

$$\frac{dI}{dt} = rSI - \gamma I \quad (3.2.1)$$

$$\frac{dS}{dt} = -rSI + \gamma I \quad (3.2.2)$$

Für $S = N - I$ in (3.2.1) ergibt sich

$$\frac{dI}{dt} = rI(N - I) - \gamma I$$

bzw. mit $A := rN - \gamma$:

$$\frac{dI}{dt} = (A - rI)I$$

Durch Trennung der Variablen wird nun aufgelöst:

Auflösen nach t

$$\frac{dI}{(A - rI)I} = dt$$

Integrieren

$$\int \frac{1}{I(A - rI)} dI = t$$

$\frac{1}{A}$ ausklammern

$$\frac{1}{A} \int \frac{1}{A - rI} dI + \frac{1}{I} = t$$

Integral auflösen

$$\frac{1}{A} \cdot (\ln I - \ln(A - rI) + \ln c) = t$$

Auflösen nach I

$$\ln\left(\frac{I}{A - rI} \cdot c\right) = tA$$

$$\frac{I}{A - rI} \cdot c = e^{tA}$$

$$I \cdot c = Ae^{tA} - rIe^{tA}$$

$$I(c + re^{tA}) = Ae^{tA}$$

Allgemeine Lösung

$$I = \frac{Ae^{tA}}{c + re^{tA}}$$

Anfangswert berücksichtigen

$$I_0 = \frac{A}{c + r}$$

$$c = \frac{A - rI_0}{I_0}$$

Spezielle Lösung berechnen

$$I = \frac{Ae^{tA} \cdot I_0}{A + rI_0 \cdot (e^{tA} - 1)}$$

3.2.2 Schwellensatz der Epidemiologie

Der Schwellensatz der Epidemiologie besagt, dass nur dann eine Epidemie auftritt, wenn die Zahl der für eine Krankheit anfälligen Individuen einen bestimmten Schwellenwert erreicht.

3.2.2.1 Gleichgewichtspunkte

Das Gleichungssystem des SIS-Modells hat zwei Gleichgewichtspunkte.

Zum einen gibt es den *krankheitsfreien Gleichgewichtspunkt* (diesease-free equilibrium):

$$I_{dfe} = 0$$

Das bedeutet, sollte die Funktion $I(t)$ den Wert 0 erreichen, so ist die betrachtete Krankheit in der Population ausgestorben.

Außerdem gibt es einen *endemischen Gleichgewichtspunkt* (endemic equilibrium):

$$I_{ee} = \frac{(rN-\gamma)}{r}$$

Ist der Funktionswert gleich $\frac{(rN-\gamma)}{r}$, so entwickelt sich die Krankheit zu einer Endemie.

Der endemische Gleichgewichtspunkt ist nur positiv, und damit von Interesse, wenn $rN \geq \gamma$.

Entspricht $I_{dfe} = I_{ee}$, so liegt bei $rN = \gamma$ eine Gleichgewichtsverzweigung vor, an der sich die Stabilität des Systems umkehrt.

3.2.2.2 Basis-Reproduktionszahl

Nachdem $\frac{1}{\gamma}$ die durchschnittliche Dauer der Infektionsperiode beschreibt, entspricht die erwartete Anzahl an neuen Infektionen, ausgehend von einem infektiösen Individuum in einer vollständig nicht-infizierten Bevölkerung während der gesamten Dauer einer Infektionsperiode, dem Produkt:

Anzahl der Kontakte pro Zeiteinheit	x	Wahrscheinlichkeit der Infektion pro Kontakt	x	Dauer der Infektionsperiode

Diese Zahl heißt *Grundvermehrungsrate* oder *Basis-Reproduktionszahl* $R_0 := \frac{rN}{\gamma}$.

Mittels dieses Wertes kann abgeschätzt werden, wie die Krankheitsausbreitung zu Beginn einer Epidemie verläuft und welcher Anteil der Population immunisiert werden muss, um eine Ausbreitung zu verhindern.

Denn damit die Zahl der Infektionen nicht kontinuierlich ansteigt, wie es bei $R_0 > 1$ der Fall wäre, muss die Basis-Reproduktionszahl auf $R_0 = 1$, für eine Bekämpfung der Infektionskrankheit auf $R_0 < 1$ gesenkt werden.

Die Schwellenbedingung $R_0 = 1$ ist dabei äquivalent zu der zuvor unter 3.2.2.1 beschriebenen Schwellenbedingung $rN = \gamma$, auch hier handelt es sich also um eine Gleichgewichtsverzweigung.

3.3 Beispielberechnung

Angenommen, das Immunsystem des menschlichen Körpers bekämpft die Erreger des „Zombie-Wahnsinns" und Infizierte Personen genesen mit einer konstanten Pro-Kopf-Rate

$$\gamma = 0.01,$$

so beträgt

$$A = rN - \gamma = 0.013 .$$

Für die Klasse I der Infizierten ergibt sich also die Gleichung

$$I(t) = \frac{0.013 e^{0.013t}}{0.013 + (9{,}2 \cdot 10^{-7}) \cdot (e^{0.013t} - 1)}.$$

Diese hat nur einen krankheitsfreien Gleichgewichtspunkt $I_{dfe} = 0$, und zwar bei $t = 0$. Das bedeutet, dass es nach Ausbruch der Krankheit zu keiner vollständigen Ausrottung dieser mehr kommt.

Der endemische Gleichgewichtspunkt liegt bei $I_{ee} = \frac{(rN-\gamma)}{r} \approx 14130{,}4$. Sind einmal ca. 14131 Individuen infiziert, so hat eine „Zombie-Wahnsinns"-Epidemie begonnen und es stellt sich ein Gleichgewicht zwischen den beiden Klassen ein.

Die Basis-Reproduktionszahl entspricht $R_0 = \frac{rN}{\gamma} = 2{,}3$. Somit gilt $R_0 > 1$ und es kommt zu einer Infektionsausbreitung.

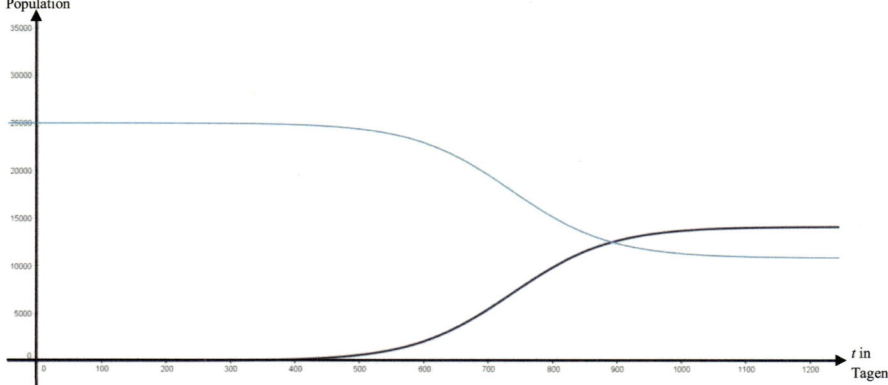

Abb 2: SIS-Modell mit N = 25000, $I_0 = 1$, $rN = 0.023$, $\gamma = 0.01$

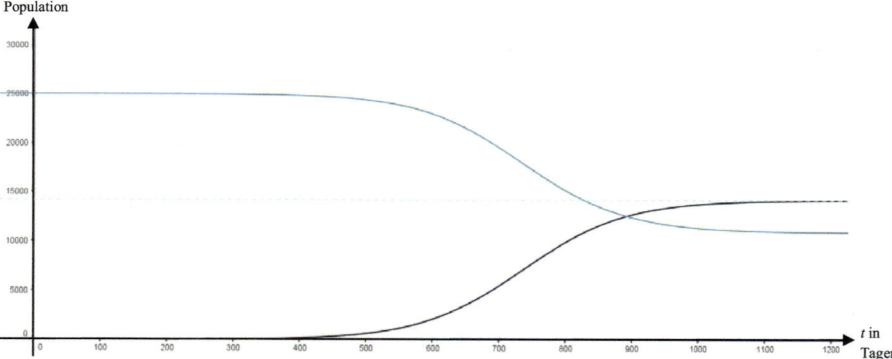

Abb. 3: SIS-Modell mit endemischem Gleichgewicht

- $I(t) = \dfrac{0.013 e^{0.013t}}{0.013 + (9{,}2 \cdot 10^{-7}) \cdot (e^{0.013t} - 1)}$
- $S(t) = 25000 - I(t)$

4. Das epidemische SIR Modell

4.1 Annahmen des epidemischen SIR Modells

Das epidemische SIR Modell ist das bekannteste Modell zur Darstellung von epidemischen Infektionsverläufen. Anders als im SIS Modell wechseln die Individuen, die die Klasse I verlassen, in die Klasse R der Immunisierten bzw. nicht mehr ansteckenden und verbleiben dort:

$$S \to I \to R$$

Man geht also von einer Genesung und dauerhaften Immunisierung (in manchen Fällen auch von dem Versterben aufgrund der Krankheit) der zuvor Infizierten aus. Ob sich ein stationärer Endzustand einstellt, bei dem sich alle Individuen in der Klasse R befinden, hängt davon ab, ob zuvor jedes Individuum erkrankt war. In der Realität ist dies nicht immer der Fall, da die Krankheit bei einer entsprechend hohen Genesungsrate γ ausstirbt.

Neben dem epidemischen gibt es noch das endemische SIR Modell, das den Verlauf einer Endemie beschreibt. Endemien erstrecken sich über einen unbegrenzten Zeitraum, weshalb dort die Berücksichtigung von Geburten- und Sterberaten notwendig ist. Aufgrund der dadurch entstehenden Komplexität, wird dieses Modell nicht in dieser Seminararbeit behandelt.

4.2 Berechnung des epidemischen SIR Modells

4.2.1 Lösung des Gleichungssystems

Die Zunahme der Individuenanzahl in Klasse R ist ausschließlich abhängig von der Genesungsrate γ und der Größe der Klasse I. Gemeinsam mit (2.2.1) und (3.2.2) ergibt sich folgendes Gleichungssystem:

$$\frac{dS}{dt} = -rSI \tag{2.2.1}$$

$$\frac{dI}{dt} = rSI - \gamma I \tag{3.2.2}$$

$$\frac{dR}{dt} = \gamma I \tag{4.2.1}$$

Um den Fokus auf den Bevölkerungsanteil zu legen, den die Individuen in den Klassen S und I ausmachen, können die Variablen über die Gesamtpopulation normiert werden:

$$s = \frac{S}{N}$$

$$i = \frac{I}{N}$$

Da die Größe der Population konstant ist und somit gilt $r = 1 - s - i$, kann dieses Gleichungssystem auf zwei Gleichungen reduziert werden:

$$\frac{ds}{dt} = \frac{1}{N} \cdot \frac{dS}{dt} = -rsi \qquad (4.2.2)$$

$$\frac{di}{dt} = \frac{1}{N} \cdot \frac{dI}{dt} = rsi - \gamma i \qquad (4.2.3)$$

Anders als bei den beiden zuvor behandelten Modellen, ist beim SIR Modell keine analytische Lösung des Gleichungssystems möglich, sondern nur eine numerische Simulation (beispielsweise mit dem Eulerverfahren oder Runge-Kutta-Verfahren).

4.2.2 Schwellenbedingungen

4.2.2.1 Gleichgewichtspunkte

Das Gleichungssystem aus 4.2 hat eine unendliche Anzahl an Gleichgewichtspunkten:

$$i_e = 0$$
$$s_e = \varepsilon$$

Gilt $\varepsilon > \frac{\gamma}{r}$ bzw $\varepsilon > \frac{1}{R_0}$, so ist der Gleichgewichtspunkt unstabil.

Gilt $\varepsilon < \frac{\gamma}{r}$ bzw $\varepsilon < \frac{1}{R_0}$, so ist der Gleichgewichtspunkt neutral stabil.

4.2.2.2 Basisreproduktionszahl

Die Grundvermehrungsrate R_0 ist definiert als erwartete Anzahl an Zweit-infektionen, die ein infektiöses Individuum während der gesamten Dauer der Infektionsperiode in einer *vollkommen gesunden und nicht immunisierten*, also suszeptiblen Population hervorruft.

Ist die Population nicht vollkommen suszeptibel, so beschreibt die Ersatzrate R_e die erwartete Anzahl an neuen Infektionen ausgehend von einem infektiösen Individuum während der gesamten Infektionsperiode:

Anzahl der Kontakte pro Zeiteinheit	x	Wahrscheinlichkeit der Infektion pro Kontakt	x	Dauer der Infektionsperiode	x	Anteil der suszeptiblen Population

Somit ist diese Ersatzrate definiert als $R_e := \frac{rN \cdot s(t)}{\gamma}$

Wenn $R_e > 1$, so steigt die Zahl der Infektionen kontinuierlich an. Um dies zu verhindern und somit die Infektionskrankheit effektiv zu bekämpfen, muss der Wert auf $R_e < 1$ gesenkt werden.

4.3 Beispielberechnung

Aufgrund der Komplexität des SIR Modells wird in dieser Arbeit auf die genaue Berechnung der einzelnen Schwellenbedingungen, und die Lösung des Gleichungssystems verzichtet.

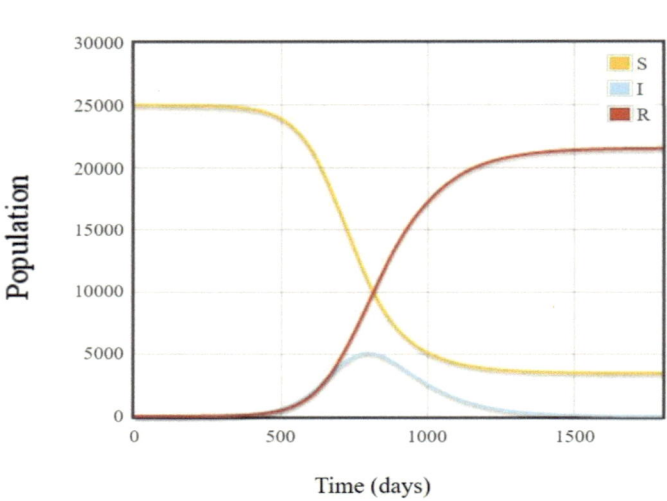

Abb. 4: SIR-Modell mit $N = 25\,000, I_0 = 1, rN = 0.023, \gamma = 0.01$

5. Untersuchung des Infektionsausbruchs im Film „Zombieland"

In dem Film „Zombieland" ist keine Genesungsmöglichkeit vom „Zombie-Wahnsinn" erwähnt, weshalb sich diese Untersuchung auf das SI-Modell beschränken wird.

Die Beispielberechnung des SI-Modells hat gezeigt, dass eine Stadt mit 25 000 Einwohnern innerhalb von rund zwei Jahren komplett von der Krankheit befallen wäre. Der Protagonist des Films gibt jedoch an, dass ganz Amerika mit seinen knapp 320 Millionen Einwohnern, in nur zwei Monaten gänzlich betroffen ist. Um diesen Wert zu erreichen, müsste die Anzahl der Individuen in Klasse I ca. mit der Rate $rN = 0.4$ steigen.

Die Infektionswahrscheinlichkeit von 95% pro Kontakt scheint bereits angemessen hoch zu sein; damit $\frac{2c\sigma}{N} = 0.4$ gilt, müsste also der Parameter σ auf $\sigma = 67\,368\,421$ angepasst werden.

Das würde bedeuten, dass ein durchschnittlicher Amerikaner pro Tag fast 70 Millionen Mal mit einem Mitmenschen interagiert. Diese Vorstellung ist absurd. Demnach mag es sich bei dem Film „Zombieland" zwar um eine beliebte Horrorkomödie handeln, allein aus der Sicht der Epidemiologie ist er jedoch nicht sehr realistisch.

Abbildungsverzeichnis

Abb 1 SI Modell mit $N = 25\,000$, $I_0 = 1$, $rN = 0.023$

(von der Autorin mit *Geogebra* erstellt)

Abb 2 SIS-Modell mit $N = 25000$, $I_0 = 1$, $rN = 0.023$, $\gamma = 0.01$

(von der Autorin mit *Geogebra* erstellt)

Abb 3 SIS-Modell mit endemischem Gleichgewicht

(von der Autorin mit *Geogebra* erstellt)

Abb 4 SIR-Modell mit $N = 25\,000$, $I_0 = 1$, $rN = 0.023$, $\gamma = 0.01$

Literaturverzeichnis

Literarische Quellen

BACAER, N. (2011). *A Short History of Mathematical Population Dynamics* . Springer Verlag London.

BERGEN, P. (2014). *Basiswissen Krankenhaushygiene - Hygienegrundlagen für Gesundheitsberufe.* Schlütersche Verlagsgesellaschaft mbH & Co. KG.

BRAUER , F., VAN DEN DRIESSCHE P., WU J. (2008). *Mathematical Epidemiology.* Springer Verlag Berlin Heidelberg.

DALEY, D. J.; GANI, J. (2007). *Epidemic Modelling: An Introduction.* Cambridge University Press.

DUDEN Das Fremdwörterbuch. (2010). Bibliographisches Institut.

KERMACK, W.; MCKENDRICK, A. (1991). *Contributions to the mathematical theory of epidemics - I, II & III.* Bulletin of Mathematical Biology: Springer Verlag.

MARTCHEVA, M. (2015). *An Introduction to Mathematical Epidemiology.* Springer US.

MUNZ, P.; HUDEA, I.; IMAD, J.; SMITH, R. (2009). *When Zombies attack!- Mathematical Modelling of an otbreak of zombie infection.* Infectious Disease Modelling Research Progress: Nova Science Publishers, Inc.

Netzwerk Biologie Schülerband 9 - Ausgabe für Bayern. (2004). Schroedel Verlag.

Internetquellen:

Abb 1.1: http://www.york.ac.uk/depts/maths/histstat/people/mckendrick.gif,
(abgerufen am 09.10.2016)

Abb 1.2: http://brsmblog.com/wp-content/uploads/2012/05/Kermack.jpg
(abgerufen am 09.10.2016)

Abb4.1:http://www.public.asu.edu/~hnesse/classes/sir.html?Alpha=0.023&Beta=0.01&initialS=24999&initialI=1&initialR=0&iters=1800   (abgerufen am 13.07.2016)

http://data.worldbank.org/country/united-states   (abgerufen am 7.10.2016)

https://www.nobelprize.org/nobel_prizes/medicine/laureates/1902/ross-facts.html
(abgerufen am 07.09.2016)

http://www.wissen.de/lexikon/bse   (abgerufen am 09.10.2016)

http://www.who.int/mediacentre/factsheets/fs310/en/   (abgerufen am 09.10.2016)

http://apps.who.int/gho/data/node.ebola-sitrep.ebola-summary?lang=en (abgerufen am 09.10.2016)

Sonstige Quellen:

Fleischer, R. (Regisseur). (2009). *„Zombieland"* [Kinofilm]

BEI GRIN MACHT SICH IHR WISSEN BEZAHLT

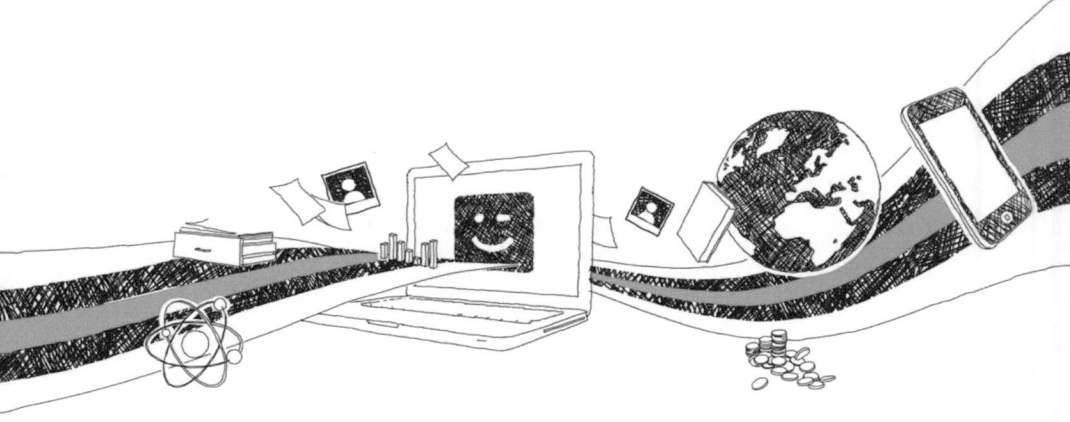

- Wir veröffentlichen Ihre Hausarbeit, Bachelor- und Masterarbeit

- Ihr eigenes eBook und Buch - weltweit in allen wichtigen Shops

- Verdienen Sie an jedem Verkauf

Jetzt bei www.GRIN.com hochladen und kostenlos publizieren

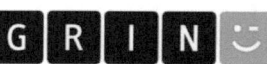